AF375860

HYGIÈNE

NOTES

SUR LES

COMPLICATIONS

DUES AU TARTRE DENTAIRE

PAR

HENRY DIDSBURY

Docteur en médecine de la Faculté de Paris,
Ancien externe des hôpitaux, etc.

PARIS

SOCIÉTÉ ANONYME DES IMPRIMERIES RÉUNIES
HÔTEL MIGNON, RUE MIGNON, 2
1885

NOTES

SUR LES

COMPLICATIONS

DUES AU TARTRE DENTAIRE

HYGIÈNE

NOTES

SUR LES

COMPLICATIONS

DUES AU TARTRE DENTAIRE

PAR

HENRY DIDSBURY

Docteur en médecine de la Faculté de Paris,
Ancien externe des hôpitaux, etc.

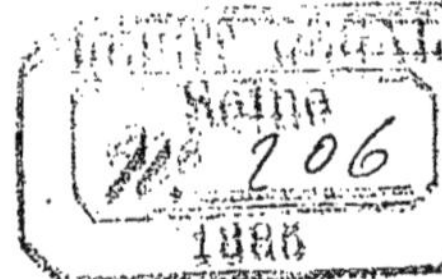

PARIS

SOCIÉTÉ ANONYME DES IMPRIMERIES RÉUNIES

HÔTEL MIGNON, RUE MIGNON, 2

1885

NOTES

SUR LES

COMPLICATIONS

DUES AU TARTRE DENTAIRE

CHAPITRE PREMIER

DÉFINITION

On donne le nom de tartre dentaire aux concrétions pierreuses qui s'amassent sur les dents de certains sujets.

C'est Paracelse qui, le premier, a adopté l'expression de tartre (*tartarus*) ; mais il s'en sert dans un sens beaucoup plus large que celui qui lui est assigné aujourd'hui. Pour Paracelse, en effet, le tartre est représenté, non seulement par les concrétions qui se déposent sur les dents, mais encore par les calculs rénaux et biliaires, ainsi que par toutes les concrétions qui peuvent se former dans l'organisme.

Dans son livre, intitulé *Opera omnia* (1), il définit ainsi le tartre dentaire :

« *Tartarus saltem sit excrementum cibi potusq ; per se, qui per hominis spiritus ita coaguletur.* »

« Le tartre est un produit excrémentitiel des aliments et

(1) Paracelse, lib. 3, p. 67, *Opera omnia*. Edition de Genève, 1658.

des boissons ; il a la propriété de se concréter sous l'influence de la respiration humaine. »

Chez les auteurs qui suivirent Paracelse, le tartre fut áp-
pelé tantôt *tuffe*, tantôt *chancre des dents*, tantôt tartre, etc.

* * *

Le docteur Alfred Vergne, dans sa thèse inaugurale (1),
propose la définition suivante :

« Le tartre est un dépôt ordinairement blanc jaunâtre, se
faisant sur les dents et y adhérant fortement. Il est de nature phosphato-calcaire, concret, onctueux sur sa face
libre, et il peut acquérir une grande dureté. »

* * *

Cette définition est excellente. Notre savant confrère, tou-
tefois, nous permettra d'en modifier légèrement la première
partie.

Nous dirons donc que :

« Le tartre est un dépôt de couleur variable, le plus souvent blanc grisâtre à la partie antérieure des dents, jaune
verdâtre et quelquefois brun noir à la partie postérieure. Il
est de nature phosphato-calcaire, concret, onctueux sur sa
face libre, très adhérent aux dents, et il peut acquérir une
grande dureté. »

Cette modification enlève, assurément, un peu de légèreté
à la définition du docteur Alfred Vergne, mais elle nous
paraît plus complète et partant plus précise. A proprement

(1) *Du tartre dentaire et de ses concrétions*, par le docteur Alfred
Vergne, J.-B. Baillière, Paris, 1869.

parler ce n'est pas une définition, mais une petite description.

Pour être plus bref, on pourrait garder le corps même de
la définition et en écarter les qualificatifs qui allongent
l'énoncé. — On évitera ainsi de parler de la couleur qui est
si différente suivant les individus, et nous dirons simplement :

Le tartre est un dépôt qui se fait sur les dents, dépôt de
couleur variable et de nature phosphato-calcaire.

CHAPITRE II

Le tartre dentaire était connu dès la plus haute antiquité.

Ovide en parle dans son livre des Métamorphoses ; il décrit ainsi l'Envie, ce monstre épouvantable :

>..... Livent rubigine dentes.

Un des contemporains de Martial, le misérable calomniateur Mamercus, avait les dents recouvertes d'un dépôt de tartre horriblement repoussant. Martial, dans l'épigramme qu'il adresse à son ami Aulus, dit de ce sombre personnage :

>Rubiginosis cuncta dentibus rodit.

Plutarque raconte que Pyrrhus, au lieu d'avoir seize dents à la mâchoire supérieure, n'en avait qu'une seule qui se prolongeait dans toute l'étendue du bord alvéolaire.

Pline cite un fils de Prusias, roi de Bithynie, dont la mâchoire offrait la même particularité.

Ces faits, comme on le pense bien, n'ont rien de vraisemblable. Il est probable que Pyrrhus et le fils de Prusias avaient, tout simplement, l'arcade dentaire recouverte d'une longue et épaisse couche de tartre.

Paracelse, nous le savons déjà, s'est occupé du tartre. C'est lui qui, le premier, a adopté le nom de *tartarus*, parce que, écrit-il, les douleurs provoquées par le tartre, c'est-à-dire par toutes les variétés de concrétions pierreuses de l'organisme, ne peuvent être comparées qu'aux souffrances éprouvées par les malheureux qui habitent le Tartare.

Après Paracelse, il faut nommer Jourdain et Fauchard, dont les études sur le tartre ne présentent rien de nouveau à signaler.

L'art dentaire est resté trop longtemps dans l'ombre pour qu'il soit possible de trouver la moindre étude sérieuse sur le tartre avant notre siècle.

* * *

De nos jours, M. Serre (1), étudiant le tartre des dents, a admis l'existence de glandes gengivales destinées spécialement à sécréter le tartre. Ces glandes n'existent pas si on en croit l'affirmation des anatomistes.

Claude Bernard (2), l'illustre physiologiste français, croyait que le tartre était le résultat d'une sécrétion du périoste alvéolo-dentaire. Cette théorie ne peut être admise, car il se fait des dépôts tartriques non seulement sur les dents déchaussés, mais aussi sur les pièces des divers appareils de prothèse qui sont forcément privés de périoste.

Dumas, de l'Académie des sciences, a signalé, le premier, l'action de la salive sur la formation du tartre. Mais la théorie qu'il a émise n'est pas conforme à la vérité, comme nous le verrons dans le chapitre suivant.

(1) Serre, *Essai sur l'anatomie et la physiologie des dents*, 1817.
(2) Cl. Bernard, *Leçons de physiologie supérieure*, t. II, 1856.

Le docteur Magitot est le seul auteur qui ait publié un travail important sur le tartre. Mais son étude porte principalement sur la pathogénie du tartre et sur sa composition chimique. Il déclare que la salive joue un rôle capital dans la formation du tartre : suivant lui, le tartre formé aux dépens de la salive parotidienne serait presque exclusivement composé de carbonate de chaux ; celui qui est le résultat de l'action des glandes sous-maxillaires et sub-linguales, contiendrait surtout des phosphates.

L'étude du docteur Magitot a été reprise en 1869 par le docteur Alfred Vergne, sur les conseils du professeur Broca. Le docteur Alfred Vergne ne partage pas l'opinion du docteur Magitot ; nous verrons dans le chapitre suivant quelles sont les différences qui séparent les conclusions de ces deux auteurs. Le docteur Alfred Vergne, comme le docteur Magitot, étudie encore le tartre au point de vue chimique et histologique ; il borne là son travail.

* *

Jusqu'ici, aucune brochure n'a été publiée sur l'influence causale ou non exercée par le tartre dentaire sur les affections de la bouche. A peine trouve-t-on quelques lignes à ce sujet dans les ouvrages classiques.

En face de cette pauvreté scientifique, nous avons pensé qu'il serait utile de grouper en un certain nombre de pages les principales maladies que peut déterminer ou aggraver le tartre, de les accompagner d'observations recueillies soit dans les auteurs, soit par nous-mêmes, d'indiquer, enfin, le traitement applicable à chaque cas particulier, d'enseigner surtout quelles sont les règles hygiéniques à suivre pour éviter la formation du tartre et de ses corollaires.

Afin de présenter un travail complet, nous ferons précéder la partie pathologique et thérapeutique de notre ouvrage d'une description succcinte mais précise de l'étiologie et de la composition chimique du tartre. Il est évident que c'est en connaissant la cause déterminante du tartre et sa composition chimique qu'il est permis d'arriver à en supprimer sinon la formation tout au moins les mauvais effets.

CHAPITRE III

Avant d'aborder l'étude de la formation du tartre dentaire, il est nécessaire d'avoir quelques notions sur la composition chimique de la salive et du tartre. Nous nous efforcerons de pallier l'aridité de ce sujet en étant aussi bref que possible.

****

Une des meilleures analyses de la salive a été donnée par Jaculeowistch; la voici :

Eau	995,16
Épithélium	1,62
Ptyaline	1,30
Phosphate de soude	0,94
Chlorures alcalins	0,84
Sulfocyanure de potassium	0,06
Chaux et matières organiques	0,03
Magnésie et matières organiques	0,01
Pertes	0,04

Mitscherlich (1) donne l'analyse suivante pour la salive parotidienne recueillie séparément :

(1) Pelouze et Fremy, *Chimie organique*, art. SALIVE.

Sur 66^{gr},5, il a obtenu un résidu de 1^{gr},181, qui, après incinération, a laissé 1/2 pour 100 de matières solides ainsi réparties :

Chlorure de sodium...........................	0,180
Potasse (primitivement combinée à l'acide lactique)...	0,095
Soude (probablement combinée avec le mucus)..	0,017
Phosphate de chaux...........................	0,164
Silice.......................................	0,015

Bidder et Schmitt donnent l'analyse suivante pour la composition de la salive sous-maxillaire :

Eau...............................	991,45 à 996,04
Chlorure de sodium.................	4,50 à 2,45
Carbonate de phosphate de chaux et de magnésie.....................	1,16
Matière organique.................	2,89

Suivant les mêmes auteurs, la salive sub-linguale est ainsi composée :

Eau..	.990,02
Matière organique soluble dans l'alcool.............	1,18
Matières organiques : chlorure de sodium....... ⎫	
— — de calcium...... ⎬	5,29
— — de soude....... ⎫	
— — de chaux....... ⎬	0,84
— — de magnésie.... ⎭	

La composition du tartre, que nous devons mettre en regard de celle de la salive, varie suivant chaque chimiste. Dès le début, nous croyons donc pouvoir dire que la composition chimique du tartre varie suivant les sujets.

Berzelius s'est arrêté à la formule suivante :

Ptyaline . . . . : 1,00
Mucus salivaire. 12,00
Phosphate terreux 79,00
Matière animale dissoute dans l'acide hydrochlo-
    rique . . . . : 7,50

Vauquelin et Laugier ont adopté l'analyse que voici :

Eau 0,07
Mucus salivaire (une matière organique différente
    de celle des os) 0,13
Phosphate de chaux avec traces de magnésie et de
    fer (de phosphate calcique et d'une matière
    brune ressemblant à de l'oxyde de fer et formée
    de fer et de phosphate de magnésie) 0,66
Carbonate de chaux. 0,09
Une matière animale, dissoute dans l'acide hydro-
    chlorique 0,05

Voici, enfin, les résultats des remarquables recherches du docteur Alfred Vergne et de M. Ditte :

Dans une première analyse, ces deux auteurs ont trouvé que le tartre dentaire était ainsi composé :

	1° Pour le tartre recueilli sur les incisives.		2° Pour le tartre recueilli sur les molaires.
Matière organique.		27,98	24,01
Sels alcalins.		0,14	0,31
Carbonate de chaux.		8,12	8,10
Silice.		0,21	0,38
Phosphate de fer.		0,82	4,01
Chaux. 33,92		62,56 (34,05)	63,12
Phosphate de chaux.			
Acide phosphorique. 28,64		(29,07)	
		99,83	99,93
Pertes.		0,17	0,07
		100,00	100,00

Dans une seconde analyse, ils ont noté les chiffres suivants :

	1° Pour le tartre recueilli sur les incisives.	2° Pour le tartre recueilli sur les molaires.
Pertes (matière organique, eau magnésie et sels alcalins)......	24,69	24,40
Phosphate de chaux............	63,88	55,11
Carbonate de chaux............	8,48	7,36
Silice......................	0,21	0,37
Phosphate de fer.............	2,72	12,74

*
* *

Dans ces analyses, les auteurs ne se sont jamais préoccupés du dosage de la magnésie, ce corps n'entrant que pour une très faible proportion dans la composition du tartre.

Ce qu'il faut retenir de ces deux analyses, c'est que :

1° Le tartre des *molaires* renferme plus de phosphates (2,55 pour 100 en moyenne) et plus de silice (0,16 pour 100 en moyenne) que celui des incisives.

2° Le tartre des *incisives* renferme plus de matières organiques (2,13 pour 100 en moyenne) et de carbonates (0,57 pour 100 en moyenne) que celui des molaires.

*
* *

Après l'énumération un peu aride des diverses analyses de la salive et du tartre, il ne nous reste qu'à donner quelques conclusions :

a. Le phosphate de soude est plus abondant dans la salive parotidienne que dans les autres salives; c'est là la raison principale de la prédominance des phosphates dans le tartre des molaires. La salive parotidienne, on le sait, se déverse dans la bouche par le canal de Sténon, qui s'ouvre à l'intersection de la première et de la deuxième grosse molaire. — Les aliments et les boissons contiennent aussi des phosphates; leur action ne doit donc pas être négligée. C'est sur les molaires que se fait la mastication de ces aliments.

Le même raisonnement peut s'appliquer en ce qui concerne la silice. Les analyses nous montrent que la salive parotidienne, seule, contient de la silice. La silice, enfin, se rencontre dans presque tous les aliments.

b. Les carbonates sont plus abondants dans la salive sous-maxillaire que dans les autres salives; c'est là la raison principale de la prédominance de ces sels dans le tartre des incisives. La salive sous-maxillaire, comme on le sait, se déverse dans la bouche par le canal de Wharton, qui s'ouvre derrière les incisives.

Nous verrons bientôt quelle sera l'importance de ces remarques, quand nous parlerons de l'étiologie du tartre.

*
* *

Deux points nous restent à étudier, avant de terminer ce paragraphe.

D'abord, il nous faut dire quelques mots de l'histologie du tartre.

Ensuite il nous faut apprendre à distinguer le tartre d'avec les calculs salivaires, le mucus salivaire et surtout le dépôt gingivo-dentaire.

*
* *

1° HISTOLOGIE DU TARTRE DENTAIRE

Lorsqu'on examine au microscope la surface extérieure du tartre dentaire desséché, on remarque qu'elle est parsemée d'une quantité de petites cavités polyédriques.

A l'état frais, ces cavités sont remplies de détritus alimentaires et de vibrions.

Lorsqu'on examine, au contraire, la surface interne, c'està-dire celle qui adhère aux dents, on ne voit plus ces cavités; on constate seulement que le tartre porte l'empreinte exacte des dents sur lesquelles il repose et qu'il présente une coloration vert noirâtre, qui diminue à mesure qu'on creuse cette surface vers la précédente. Cette couche noire, vue au microscope et traitée par l'acide chlorhydrique, permet de constater un dégagement plus ou moins abondant de gaz et de formation de cristaux en aiguille de chlorhydrate de soude.

Le tartre dentaire, enfin, traité par l'acide chlorhydrique, permet aussi de constater qu'il est formé par une gangue filamenteuse, flexueuse et recourbée en tous sens. Ces filaments ne sont pas autre chose que des végétaux décrits sous le nom de leptothrix; ils s'enchevêtrent de mille manières, formant ici d'assez larges cavités, là, au contraire, un fouillis inextricable. Ces leptothrix ont une longueur qui varie entre quatre et dix centièmes de millimètre. Au milieu du feutrage de la trame qu'ils forment, on remarque enfin la présence d'un grand nombre de granulations calcaires, qui ont été fort bien étudiées par Ch. Robin dans ses leçons sur les humeurs (1).

(1) Ch. Robin, *Leçons sur les humeurs*.

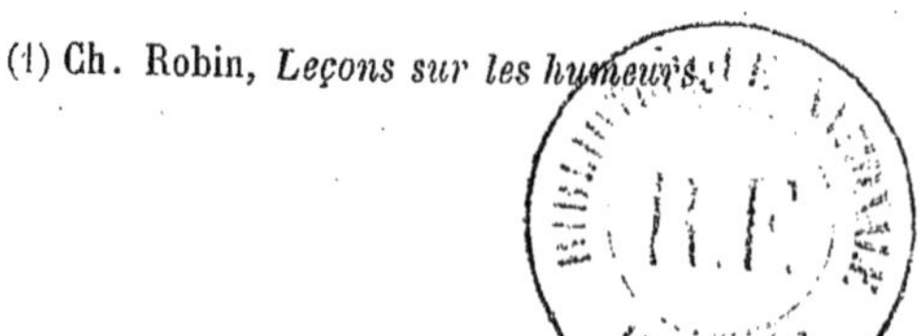

2° DIAGNOSTIC DIFFÉRENTIEL DU TARTRE
ET DES CALCULS SALIVAIRES

La symptomatologie des calculs salivaires et celle du tartre dentaire sont tellement différentes, qu'il n'y a aucune difficulté à distinguer ces deux affections. En effet, le tartre est un dépôt qui adhère aux dents, tandis que le calcul salivaire est une concrétion qui siège le plus souvent dans le canal de Wharton et quelquefois dans celui de Sténon. Le tartre forme une couche pierreuse moulée sur les arcades dentaires ; le calcul revêt un aspect ovoïde qui rappelle celui du haricot. Enfin le tartre détermine surtout des accidents au niveau des gencives ; le calcul occasionne de la gêne de la parole et de la mastication (sensation de bouche pleine) ainsi que des accidents douloureux décrits par les auteurs sous le nom de coliques salivaires.

Nous laissons donc de côté la description des symptômes de ces deux affections buccales ; nous voulons seulement établir le diagnostic chimique et microscopique du tartre et des calculs.

Voici, d'après la thèse inaugurale du docteur Gustave Mareau (1), quelle est la composition chimique des calculs salivaires :

(1) Gustave Mareau, *Étude sur les calculs salivaires du canal de Wharton et de la glande sous-maxillaire*, Paris, 1876.

Eau..	7,43
Matières grasses.................................	0,83
Matières solubles (organiques.................	0,64
dans l'eau (minérales...................	0,90
Matières organiques............................	11,90
Phosphate ammoniaco-magnésien..............	5,80
Phosphate de chaux...........................	65,40
Carbonate de chaux...........................	5,70
Matières non pesées et pertes.................	1,40
	100,00

Les calculs salivaires, comme on le voit, sont formés surtout par du phosphate de chaux ; ils contiennent également beaucoup de carbonates (deux fois plus environ que le tartre).

Ils ont à peu près la même dureté et la même couleur que les dépôts de tartre.

Vus à la loupe, les calculs ne présentent pas cet aspect poreux qu'on observe sur le tartre ; on ne constate jamais, aussi, de leptothrix dans leur gangue.

Tels sont les signes chimiques et microscopiques qui peuvent servir à distinguer le tartre et les calculs.

* *
*

3° DIAGNOSTIC DIFFÉRENTIEL DU TARTRE ET DU MUCUS BUCCAL

Le mucus buccal diffère totalement du tartre ; il a tous les caractères du mucus ordinaire, c'est-à-dire qu'il est aqueux, légèrement visqueux, qu'il contient des traces de sels minéraux ainsi que diverses matières organiques.

Naturellement, il est incolore, mais il se teint suivant les aliments ou les boissons ingérés.

ll renferme aussi des algues et des vibrions d'origine alimentaire.

Enfin, c'est lui qui constitue, selon quelques auteurs, les enduits fuligineux des gencives.

Le mucus buccal ne ressemble donc point au tartre ; mais il faut noter qu'il entre toujours pour une certaine part dans la constitution du tartre.

* *
*

4° DIAGNOSTIC DIFFÉRENTIEL DU TARTRE ET DU DÉPOT GINGIVAL

On donne le nom de dépôt gingival à cet amas blanchâtre, finement granuleux, qui s'accumule sur le collet des dents et surtout dans l'interstice qui les sépare.

Le dépôt gingival diffère du tartre par une absence complète de concrétions et de parcelles pierreuses. Presque toujours, enfin, il recouvre le tartre.

Le professeur Ch. Robin (1) nous dit qu'il est formé par du mucus solidifié et granuleux, par des matières organiques provenant des aliments ou des sécrétions buccales, par une algue du genre leptothrix et par des vibrions.

Le dépôt gingival donne lieu à de nombreuses fermentations ; il se produit alors un dégagement d'acides lactique et butyrique qui altère facilement les dents.

(1) Ch. Robin, *Histoire naturelle des végétaux parasites*, Paris, 1853, p. 3461. *Leçons sur les humeurs normales et morbides*, Paris, 1867.

CHAPITRE IV

Nous ne nous arrêterons pas à la théorie de M. Serre, qui veut que le tartre soit produit par des glandes dentaires. Les anatomistes, nous le savons, n'admettent pas l'existence de ces glandes.

L'opinion de Cl. Bernard sur la formation du tartre n'est pas meilleure que celle de M. Serre. Le périoste alvéolo-dentaire n'a jamais sécrété le tartre.

Quant à Dumas, s'il a été le premier à signaler l'influence de la salive sur la production du tartre, il faut ajouter qu'il s'est égaré dans la théorie qu'il a émise. M. Dumas, en effet, admet qu'il existe deux espèces de salives dans la bouche, la première acide, la seconde alcaline; la première salive renferme des phosphates qui se précipitent dès que la salive alcaline est parvenue à saturer la salive acide.

Voici comment le docteur Magitot (1) apprécie l'opinion de M. Dumas : « Cette théorie, dit-il, ne nous paraît pas conforme à la vérité. Le tartre résulte d'un simple dépôt par précipitation des phosphates et carbonates terreux tenus en dissolution dans la salive à la faveur de la matière orga-nique avec laquelle ils sont combinés. A leur arrivée dans

(1) Magitot, *Études et expériences sur la salive*, Paris, 1867.

la cavité buccale, les principes se dédoublent au contact de l'air et de la muqueuse, les sels insolubles dans l'eau se précipitent et se déposent à la surface des dents. »

Les raisons données par le docteur Magitot détruisent évidemment les allégations de M. Dumas; mais le docteur Magitot est-il pour cela dans le vrai?

Oui et non; oui, parce que le phénomène qu'il cite se passe certainement dans la salive; non, parce que ce phénomène n'a pas à lui seul la propriété de former le tartre dentaire.

*
* *

Le tartre dentaire, suivant nous, est dû, non seulement aux sels contenus dans la salive, mais aussi à l'action du dépôt gingivo-dentaire, au mucus buccal et à l'alimentation. Nous ajouterons même, et ce fait n'a encore été signalé par aucun auteur, croyons-nous, que la formation du tartre peut être favorisée par des altérations nerveuses, soit de la corde du tympan, soit du grand sympathique.

Nous développerons ultérieurement cette opinion. Pour l'instant, qu'il nous suffise de montrer comment le docteur Alfred Vergne s'explique la formation du tartre dentaire; nous citons textuellement le passage de son excellente thèse (1) qui a trait à cette question :

« Comme nous l'avons précédemment exposé, écrit le docteur Alfred Vergne, le dépôt gingivo-dentaire est constitué : par des débris d'aliments (surtout de substances molles, pain ou pâtes renfermant du fer, de la silice et de grande quantité de phosphate), et des substances albuminoïdes provenant des sécrétions buccales. — Quant aux parasites, ils ne s'y trouvent que consécutivement.

____

(1) *Loc. cit.*

» Or, puisque cet amas est constitué par des substances d'origine animale ou végétale, il entrera en putréfaction ou en fermentation, s'il se trouve dans les conditions voulues, c'est-à-dire si le dépôt gingivo-dentaire possède :

» 1° Un certain degré d'humidité ;

» 2° Une température variable de 22 à 40 degrés ;

» 3° Le contact de l'air ;

» 4° Des ferments.

» Parmi ces conditions, les trois premières sont assez évidentes dans la bouche ; aussi est-il inutile d'y insister.

» Quant à la quatrième, elle est aussi manifeste que les précédentes. Sans nous occuper de savoir si le leptothrix est issu de la fermentation ou s'il la provoque en exerçant une action organique sur ce milieu azoté, il nous semble clair que les ferments sont bien nettement représentés par la diastase animale ou végétale, par la ptyaline et par les matières azotées altérées, enlevées aux enduits muqueux des diverses régions de la bouche.

» Ainsi il n'y a pas de doute que le dépôt gingivo-dentaire est un foyer de putréfaction ou de fermentation, et, comme confirmation de ce phénomène, citons ces bactéries (*vibrio-lineola bacillus*, *bacterium termo*), appartenant toutes au type vibrion-ferment que M. Pasteur (1) fait présider à la décomposition des êtres.

» Or la fermentation a pour effet de dédoubler les matières animales et végétales en une série de composés gazeux, liquides et solides, solubles ou insolubles.

» Ainsi l'acide lactique, butyrique, carbonique, l'ammoniaque et les autres produits solubles des matières organisées, en voie de décomposition, se mêleront à la salive ;

(1) Pasteur, *Recherches sur la putréfaction*, in *Comptes rendus de l'Académie des sciences*, t. LVI, p. 1189 (1863).

tandis que les sels insolubles, phosphate de chaux, de fer et de magnésie, et la silice et l'oxyde de fer se précipiteront et formeront un résidu capable de devenir très dur ; cet amas entrera dans la composition du tartre.

» A ce résidu des substances alimentaires il faut encore ajouter les résidus analogues provenant des altérations que subissent les sécrétions de la cavité buccale.

» A chaque afflux de salive, le phosphate de soude qu'elle contient dissous, en présence avec de l'oxyde de fer provenant des aliments, donnera lieu à du phosphate de fer, qui est une base insoluble.

» En outre, une partie de la salive séjournera dans le limon des culs-de-sac gingivo-dentaires et des interstices des dents ; elle s'altérera, ses matières organiques se coaguleront, elles se décomposeront après avoir précipité les sels qu'elles tenaient dissous dans la salive. Ces substances minérales abandonnées par la salive et celles fournies par les aliments constituent le tartre dentaire.

Comment se fait le dépôt de tartre. Il a deux sièges d'élection.

» Le dépôt de tartre se fait peu à peu, et lentement, sous forme de cristaux mal définis et de poussière amorphe. Il s'attache aux dents et il s'y incruste pour ainsi dire, se comportant vis-à-vis de l'émail comme les sels de chaux tenus en dissolution dans l'eau vis-à-vis des parois du vase qui les renferme.

» D'après M. Gubler (1), ce phénomène lithiasique est

(1) Gubler, *Dict. encyclop. des sciences méd.*, article Bouche (*séméiologie*).

accéléré par le leptothrix. L'algue filiforme de la bouche exerce une attraction sur les sels terreux, ses filaments s'incrustent de sels calcaires, et, en outre, dans leurs mailles ils retiennent une partie de ce résidu solide.

» De sorte que, comme nous l'avons déjà dit, le leptothrix forme la trame du tartre.

» Quoi qu'il en soit, le tartre se fixe dans les interstices dentaires en même temps qu'il se rassemble dans le cul-de-sac gingivo-dentaire. Son dépôt présente d'abord l'aspect d'un croissant ou d'une simple lunule qui doit servir de base à l'accumulation de précipité phosphato-calcaire qui se forme continuellement.

» C'est ce croissant qui enflamme les gencives en agissant sur elles comme un corps étranger. Il les ramollit jusqu'à les rendre fongueuses et saignantes ; par suite, les replis semi-lunaires gingivaux, devenus lâches, laissent pénétrer la salive en voie d'altération dans les alvéoles, entre le périoste alvéolo-dentaire et les racines de la dent, où elle va déposer ses principes salins insolubles. Quelquefois ils s'y entassent peu à peu et changent la position normale de la dent.

» Ces ostéides peuvent être, en effet, inclinés à droite ou à gauche ; car l'inflammation des gencives peut gagner le périoste, les bords alvéolaires eux-mêmes, y provoquer une ostéite partielle, qui, détruisant une partie de la gaine osseuse de la racine de la dent, ébranle celle-ci et lui fait perdre sa direction habituelle.

» Nous avons dit qu'à la loupe on distinguait dans un morceau de tartre plusieurs couches successives. Nous pensons qu'elles tiennent à un état passager de la salive, en vertu duquel elle serait plus alcaline, et par suite elle déposerait un résidu abondant dans un temps assez court, ou bien à l'apparition d'une grande quantité de leptothrix, qui, s'incrustant en masse, forment un sédiment uniforme et épais.

» Quoi qu'il en soit, ces couches successives ont pour base le croissant qui a comblé le cul-de-sac gingivo-dentaire; elles se déposent sur lui en devenant de plus en plus larges à proportion que le dépôt de tartre augmente de volume, et elles s'étendent de la couronne de la dent jusqu'aux gencives qu'elles finissent par recouvrir.

» Il arrive quelquefois que le tartre s'attache à une dent, simulant une végétation blanche. Ce genre de dépôt, à première vue, peut être pris pour un odontome circonscrit ; le grattage de cette saillie éclairera bien vite le diagnostic (1).

» Outre ces causes physiologiques et pathologiques, le dépôt de tartre est soumis à des causes mécaniques.

» Le tartre se dépose uniformément par suite de la viscosité des dents ; mais il ne reste que dans les points où les frottements, soit de la langue, soit des corps solides introduits dans la bouche, ne le balayent pas à mesure qu'il se forme.

» Ainsi il recouvre habituellement les dents cariées, celles-ci n'étant point utilisées dans la mastication. Le tartre peut quelquefois combler le creux créé par la carie et former comme un mastic très dur, incrusté sur les débris de la couronne qui sert à broyer les aliments.

» C'est aussi au frottement qu'il faut attribuer les deux sièges que le dépôt de tartre semble affecter. On a remarqué, en effet, que le dépôt pierreux était toujours plus épais à la mâchoire inférieure derrière les incisives, et à la mâchoire supérieure sur la surface externe des grosses molaires. Nous donnerons pour explication de ce fait :

(1) Broca, *Traité des tumeurs*, t. II.

» 1° Pour les incisives, leur situation anatomique ; elles sont immédiatement placées à l'embouchure des canaux de Wharton et de Rivinus ; elles sont mouillées par les salives visqueuses de la sous-maxillaire et de la sub-linguale ; elles retiendront nécessairement une partie des matières minérales de ces salives, et de plus une grande quantité de débris d'aliments. En outre, tous les fluides buccaux, par l'action de la pesanteur, se dirigent vers la ligne médiane et séjournent sur les incisives inférieures.

» Enfin aucun frottement défavorable au dépôt n'a lieu sur les incisives ; au contraire, la langue, en prenant son point d'appui sur la face postérieure des incisives, surtout dans l'acte de la déglutition, entasse les dépôts formés.

» Pour ce qui concerne les molaires :

» 1° Le frottement des joues exercé sur ces dents est nul ; 2° elles se trouvent situées à l'orifice du canal de Sténon qui verse sur elles constamment le liquide sécrété par la parotide ; 3° l'influence de la gouttière supérieure du vestibule de la bouche. En effet, cette gouttière est large et, après chaque repas, elle recèle une certaine quantité d'aliments. Ces aliments retenus entrent en décomposition, surtout pendant le sommeil ; leurs résidus, avec une partie des substances altérées, tendent à descendre vers les molaires, et ils y sont retenus par la viscosité de ces dents et les leptothrix qui se sont développés sur elles. Ajoutons à cela les produits de la salive parotidienne, s'altérant sous l'influence des détritus alimentaires en fermentation ; au moment où elle arrive sur l'interstice de la première et de la deuxième grosse molaire, elle jouit de toutes ces qualités physiologiques et chimiques ; par conséquent elle doit laisser un précipité plus abondant de sels à ce niveau.

» Certains troubles des voies digestives paraissent augmenter le dépôt tartreux.

» M. Cl. Bernard rapporte dans ses leçons de physiologie le fait suivant :

« Chez les chiens qui n'ont pas les dents tartreuses, à
» l'état normal, un dépôt de cette nature, plus ou moins
» abondant, se formait lorsqu'on venait à opérer un déran-
» gement des voies digestives, en laissant par exemple une
» fistule gastrique bouchée incomplètement pendant quel-
» que temps, et cette production de tartre s'arrêtait et
» disparaissait quand cessait l'irritation des voies digestives
» et celle de la muqueuse buccale par la suppression de la
» cause qui l'avait produite. »

» Le tartre est rare chez les enfants bien portants ; il se trouve surtout en grande quantité chez les vieillards.

» Chez les sujets atteints d'hémiplégie faciale, un côté des parois buccales restant dans l'inaction, il arrive souvent qu'il se forme, du côté malade, des dépôts de tartre pouvant être très abondants.

» Les causes qui influent sur la quantité de dépôt de tartre peuvent tenir à l'alcalinité de la salive et à son acidité.

» Il est clair que plus la salive sera alcaline, c'est-à-dire plus elle contiendra de principes salins en dissolution, plus le dépôt pierreux sera abondant.

». Mais, si la salive mixte passe facilement à l'état acide, une partie du tartre sera dissoute, et par suite le dépôt diminué. En effet, la chimie nous apprend que les phosphates sont en partie solubles dans l'eau contenant de l'acide lactique ou de l'acide carbonique, que les carbonates sont très peu stables, que les acides acétique, lactique les dédoublent facilement pour s'emparer de leur base.

» A la suite des dépôts de tartre, il se forme des ulcérations sur la muqueuse des lèvres, des joues ou de la langue. M. Gubler a observé sur les saturnins que les macules de la face muqueuse des lèvres et des joues correspondent aux saillies formées par le tartre dentaire et qu'elles sont proportionnelles aux rugosités de cette couche adventice (1).

» Les aspérités du tartre, dit-il, érodent l'enveloppe épithéliale et insinuent à chaque instant dans la superficie du tissu muqueux quelques parcelles métalliques comme fait l'aiguille dans le tatouage.

» La conséquence la plus fâcheuse et la plus ordinaire du dépôt du tartre est l'ébranlement des dents et leur chute. Il suffit, pour éviter tous ces désordres, de nettoyer la bouche, de se brosser les dents au moins une fois par jour. »

*_**

Nous avons dit précédemment que les dépôts de tartre pouvaient être provoqués par des altérations nerveuses, soit de la corde du tympan, soit du grand sympathique.

En effet, Kühne a démontré, après avoir sectionné la corde du tympan, que la salive sous-maxillaire contenait de l'albumine, de la mucosine, de la globuline, et que sa densité, qui est naturellement de 1,003, atteignait 1,005 environ.

Enfin, on sait, qu'après la section du grand sympathique, la salive devient très visqueuse, qu'elle renferme au moins 15 à 28 pour 100 de principes fixes et que sa densité atteint jusqu'à 1,010 et 1,018.

Le professeur Vulpian nous dit que la faradisation de la corde du tympan détermine de la rougeur de la muqueuse des joues et des gencives par action vaso-dilatatrice réflexe.

(1) Gubler, *Dictionnaire encyclopédique*, article BOUCHE.

Langley (1) prétend que l'excitation du grand sympathique produit une salive plus aqueuse que celle que détermine l'excitation de la corde du tympan.

(1) Langley, *Untersuchungen ans dem physiologischen Institute von Heidelberg*, Bd I, Heft 4, 1878.

CHAPITRE V

On donne le nom de gingivite aux lésions inflammatoires des gencives.

L'histoire de l'inflammation, propre à cette portion de la muqueuse buccale est le plus souvent confondue avec les descriptions de la stomatite. D'où l'obscurité qui a régné si longtemps sur les états pathologiques absolument localisés aux gencives.

Pour nous, qui étudions l'influence du tartre sur le développement de la gingivite, nous adoptons la division établie par le docteur Magitot. Nous décrirons donc les formes variées de la gingivite due au tartre, et nous mentionnerons les cas où l'inflammation s'est généralisée à une région ou à la totalité de la muqueuse buccale, c'est-à-dire les cas où il y a eu stomatite vraie.

***

GINGIVITE TARTRIQUE

Grisolle (1) signale le premier, dans le chapitre des stomatites, la *gingivite provoquée par l'accumulation du tar-*

(1) Grisolle, *Traité de pathologie interne*, t. I, p. 251.

tre à la base des dents. Cette forme de gingivite « est caractérisée, dit l'illustre médecin, par un boursouflement des gencives, qui sont d'un rouge plus ou moins vif à leur bord alvéolaire, et parfois excoriées et comme érodées en ce point. Elles sont séparées des dents par une couche plus ou moins épaisse de tartre, et souvent aussi par un pus sanieux qu'on exprime en pressant de bas en haut sur la gencive. Les individus dont je parle ont souvent un goût désagréable dans la bouche, et leur haleine exhale une odeur plus ou moins infecte. La gingivite est en général très rebelle, elle provoque souvent la chute des dents ; celles-ci tombent sans douleur, sans altération préalable de leur tissu. »

Cette forme de gingivite a été bien étudiée par le docteur Magitot (*Leçons sur la guingivite*, recueillies par le docteur David, in *Gazette des hôpitaux* et *Dict. encyclop. des Sc. méd.*, 4ᵉ série, t. VII, p. 255) sous le nom de *gingivite tartarique.*

La gingivite tartrique est essentiellement produite par l'irritation que causent au bord libre de la muqueuse les dépôts de tartre parfois fort abondants.

Elle s'observe presque exclusivement au bord alvéolaire postérieur du maxillaire inférieur. Pourquoi se localiset-elle de préférence à cette région et n'atteint-elle que d'une façon tout exceptionnelle la muqueuse gingivale du maxillaire supérieur ? C'est qu'à la région antéro-supérieure la salive n'est pas sécrétée ; c'est qu'aussi cette région est continuellement balayée par les mouvements incessants des lèvres et de la langue.

Les lieux d'élection des dépôts tartriques indiquent déjà les points de la muqueuse gingivale qui seront atteints par l'inflammation. Mais il est d'autres circonstances qui favorisent la production de cette gingivite. C'est ainsi qu'il faut citer la carie ou l'absence d'une ou de plusieurs dents.

Magitot note encore, comme cause prédisposante, l'inaction absolue, par simple négligence, de tout un côté de la bouche. « C'est, dit-il, de la sorte que, les fonctions masticatoires ne s'exerçant que du côté opposé, la conséquence est que le côté actif dépourvu de tout dépôt est entièrement normal, tandis que l'autre, encombré de masses calcaires, est aussitôt frappé de gingivite. »

De la quantité de tartre déposé dépend l'intensité de la lésion inflammatoire.

A un premier degré, le bord alvéolaire forme un bourrelet rouge, décollé par la couche tartrique, qui siège au collet de la dent.

Dans les cas plus sérieux, c'est-à-dire lorsque les dépôts de tartre sont assez abondants pour recouvrir la presque totalité du bord alvéolaire, le bourrelet se festonne, les dents se déchaussent ; la muqueuse gingivale, repoussée par les productions calcaires qui envahissent leur siège normal, devient fongueuse et saigne facilement.

Alors peuvent survenir certaines complications. L'inflammation s'étend au périoste alvéolo-dentaire. Les dents s'ébranlent et subissent des déviations.

Le *traitement* comporte deux ordres de moyens : les uns s'adressent à la gingivite en général ; les autres à la cause spéciale de l'inflammation. Nous étudierons plus loin l'ensemble de ces moyens.

*
* *

Indépendamment de la gingivite tartrique proprement dite, le tartre dentaire peut être le point de départ des autres formes de gingivite ; c'est ainsi que sous son influence se développent les gingivites aphtheuse, fongueuse et ulcéro-membraneuse. Nous allons passer rapidement en revue ces diverses inflammations de la muqueuse gingivale, et nous y joindrons les cas où le processus inflammatoire s'est étendu au reste de la muqueuse buccale, en constituant alors de véritables stomatites.

*
* *

GINGIVITE ET STOMATITE APHTHEUSES

Depuis fort longtemps le nom d'*aphthes* a servi à désigner tout ulcère de la bouche. C'est la signification que lui ont donnée Hippocrate, Gallien, Arétée, Cullen, etc. Van Swieten, le premier, appliqua ce nom à des ulcérations limitées qui surviendraient dans la bouche, au niveau des follicules muqueux.

Les études de Guersant, Billard, Rillet et Barthez, etc., firent des aphthes une affection de la bouche caractérisée par une éruption vésiculeuse et des ulcérations consécutives.

Le siège anatomique et la nature des aphthes anatomiques ont été l'objet de nombreuses hypothèses. Pour Billard, l'aphthe est une inflammation des follicules mucipares ; pour Worme, c'est l'abcès de la muqueuse. Aujourd'hui on admet que l'exsudat peut siéger sur toutes les parties de la muqueuse.

Parmi les causes occasionnelles de la gingivite aphtheuse, il faut citer le *tartre*, qui agit comme un irritant direct. Dès qu'on l'enlève, l'affection guérit.

L'éruption aphtheuse se présente sous forme de petites vésicules transparentes ou d'un gris perle, se troublant en quelques heures et s'ulcérant dès le second jour. L'ulcération est superficielle, circulaire, à bords taillés à pic, grisâtres, saignants; elle peut persister pendant une ou plusieurs semaines, puis elle se cicatrise très rapidement en laissant une petite tache rouge, qui s'efface bientôt.

Mais le tartre ne limite pas son action irritante à la gencive. Sous son influence, les aphthes se produisent dans diverses régions de la bouche, et c'est pour cela que nous ne séparons pas cette forme de gingivite de la stomatite aphtheuse. Ainsi Magitot a observé « un jeune homme qui portait constamment depuis plusieurs années des aphthes à la face muqueuse de la lèvre inférieure. Consulté un jour à ce point de vue, nous constatâmes en regard du siège habituel de l'éruption, sur le collet des dents antéro-inférieures, une *forte couche de tartre* que nous n'hésitâmes pas à considérer comme la cause de l'aphthe. La production calcaire fut enlevée, et depuis lors aucune éruption ne s'est montrée sur la lèvre. »

Voici le cas de stomatite aphtheuse que nous avons eu nous-même l'occasion d'observer.

OBSERVATION

STOMATITE APHTHEUSE

Claude Aubry, né à Moraches (Nièvre), le 12 juillet 1828, se présente à la consultation de l'École dentaire de Paris, le 26 décembre 1883. Cet homme de cinquante-cinq ans est maigre, sec, a le teint hâlé comme les gens de la campagne.

C'est un gardien de nuit qui a toujours joui d'une excellente santé. Ses antécédents de famille sont nuls, et à part une fluxion de poitrine, à vingt ans, il n'a jamais été malade.

Pas la moindre trace de rhumatisme, de diabète, etc., etc...

Interrogé sur ce qui l'amène ici, il nous raconte qu'il y a environ un an, il éprouva de petites douleurs à la langue, et plus spécialement sur la partie antérieure de cet organe.

Il constata au début deux ou trois petites ulcérations qui le gênaient un peu pour manger et pour parler. Quelques jours après leur apparition ces ulcérations disparaissaient. Mais il en souffrait à nouveau une quinzaine plus tard.

Il vécut ainsi pendant un certain temps, avec des alternatives de bien et de mal. Il ne s'en soucia pas jusqu'au jour où cependant, souffrant horriblement, il alla consulter le médecin.

Ce dernier cautérisa les petites plaques avec le crayon de nitrate d'argent. Le bien qui en résulta fut insignifiant, car le malade vint à Paris pour avoir une consultation à l'hôpital Saint-Louis.

Il fut examiné par le chef de service, qui lui conseilla d'aller rue Richer pour être traité à l'École dentaire.

Ce malade est soumis à notre examen, et à première vue nous songeons à la syphilis. Cet homme est difficile à interroger, il est rusé, méfiant, a peur d'être entraîné à des frais, en un mot un vrai campagnard. Cependant, après toutes les questions possibles, il nous faut complètement abandonner l'idée de syphilis.

La bouche est en mauvais état.

A la mâchoire supérieure il ne reste plus que des racines branlantes.

A la mâchoire inférieure les molaires, sauf la deuxième du côté gauche, sont toutes extraites.

Seules les dents du devant et du bas subsistent. Elles sont usées et entourées d'une couche très épaisse de tartre. Nous appelons tout particulièrement l'attention sur ce tartre incrusté tout autour des dents et les cachant presque complètement, surtout à l'intérieur de l'arcade.

La langue est sale, jaunâtre, chargée.

Or sur ce fond jaune on constate autour de la pointe de la langue une série, je dirai même un feston d'ulcérations.

Au centre de chaque ulcération, on trouve un point gris ; tout autour un liséré jaunâtre, lequel est entouré d'une zone d'un rouge très vif.

Sur la surface de la langue, on trouve deux ou trois ulcérations semblables.

Il n'y a pas d'induration périphérique.

Du reste, en examinant avec soin la bouche de ce malade, nous trouvons de petites plaques plus jeunes, si je peux m'exprimer ainsi, qui expliquent l'apparition et la disparition des ulcérations. En effet, à la lèvre inférieure d'une part et à la lèvre supérieure de l'autre, nous trouvons deux taches jaunes, sans la moindre dépression, sans le moindre gonflement, c'est-à-dire absolument lisses, qui ne sont pas entourées de zone inflammatoire et qui ne font pas souffrir le malade.

Ces deux taches, que nous avons revues quatre jours après, s'étaient complètement transformées en ulcérations.

A côté de ces symptômes objectifs, nous devons ajouter que notre malade ne parle plus que très difficilement. Toute alimentation est devenue presque impossible. Car le pain, la viande, en un mot tout ce qu'il faut mâcher lui cause une douleur intolérable.

Le vin provoque une cuisson très grande. Bref, il ne peut plus manger, et, du reste, quoique déjà maigre, il a encore maigri depuis un an. Il est un peu fiévreux et est très constipé.

La première indication étant de faire disparaître la cause d'irritation locale, nous confions ce malade à un élève de l'École, pour qu'il retire tout le tartre de la bouche. Nous devons dire à l'éloge de l'opérateur que ce nettoyage fut parfaitement fait, et qu'il n'y eut pas trace d'hémorrhagie gingivale.

De plus, nous prescrivons une purgation et nous ordon_nons au malade de se gargariser la bouche toutes les heures avec du chlorate de potasse.

Enfin nous recommandons à cet homme de ne manger que des aliments hachés, de s'abstenir de toutes boissons irritantes, de ne pas fumer, etc., etc. Nous lui demandons de revenir quatre jours après.

Quand nous le revoyons, notre malade est beaucoup mieux, il ne souffre plus, les ulcérations de la pointe de la langue n'existent plus. Seulement les deux taches jaunes que nous avions constatées à notre premier examen sur les lèvres n'ont plus le même aspect ; à leur place on trouve des ulcérations semblables à celles qui existaient précédemment sur la langue.

Il commence à pouvoir manger, le sommeil qui l'avait fui lui revient, il peut boire un peu de vin.

Nous cautérisons avec le nitrate d'argent les deux nouvelles ulcérations. Nous purgeons à nouveau le malade et nous continuons le chlorate de potasse.

Huit jours après, nous avons occasion de revoir le malade : il est presque guéri, il lui reste un peu de rougeur sous la langue.

Il est très évident que le tartre joue le principal rôle dans cette affection. Il est cause d'irritation locale, et l'on sait combien, lorsqu'un organe est irrité, il peut s'enflammer facilement. Ici c'est d'abord la pointe de la langue qui devient malade, parce qu'elle est directement en rapport avec le tartre, puis l'inflammation se propage, et c'est ainsi que nous trouvons deux ou trois plaques sur le milieu de la langue ; plus tard on en trouve sur les lèvres.

Le côté intéressant de l'observation de cet homme est d'une part l'acuité de la douleur, le nombre des ulcérations, etc., et de l'autre, l'efficacité et la simplicité du traitement.

Les symptômes généraux sont ceux de la stomatite simple : sécheresse, puis humidité de la bouche, fétidité de l'haleine, douleur ou simplement difficulté dans la mastication.

Le diagnostic avec le muguet, dont les concrétions blanchâtres et peu adhérentes sont très distinctes de l'aphthe, ne présente aucune difficulté. Les ulcérations de la stomatite ulcéreuse sont plus étendues et plus profondes ; leur marche n'est pas la même.

La guérison est constante et survient du premier au troisième ou quatrième septenaire.

****

GINGIVITE FONGUEUSE

Cette forme de gingivite est essentiellement caractérisée par la production, à la surface de la gencive, de végétations molles, charnues, irrégulières, mamelonnées. Ces végétations, que l'on désigne communément sous le nom de fongosités, ne diffèrent pas de celles que l'on rencontre accidentellement sur les muqueuses ou les plaies bourgeonnantes.

Nous avons déjà vu, en étudiant la gingivite tartrique, que, dans les cas sérieux de cette affection, le bourrelet formé par le bord alvéolaire enflammé se festonne, que les dents se déchaussent ; que la muqueuse gingivale, repoussée par la production calcaire, saigne avec une extrême facilité et devient fongueuse. C'est dans ces cas que la gingivite tartrique revêt la forme de la *gingivite fongueuse*.

L'état fongueux débute par les languettes interdentaires décollées qui se soulèvent et dont la consistance et le volume se modifient. Les replis semi-lunaires antérieurs et postérieurs prennent ensuite le même aspect végétant, et une partie plus ou moins étendue, quelquefois même la totalité de la gencive, se couvre de fongosités.

La mugueuse devient molle; au toucher, elle saigne avec facilité; en même temps, elle est épaissie, d'un rouge sombre. Sa surface, dépolie, couverte de petites végétations, est baignée d'un suintement purulent. Les languettes interdentaires forment un relief assez accusé.

A ces symptômes se joignent une douleur habituellement modérée, mais augmentée par le contact des corps chauds ou au contraire des corps froids, une sécrétion exagérée de la salive, un peu de fétidité de l'haleine.

Si l'état fongueux persiste, surviennent alors des complications comme la périostite alvéolo-dentaire. Les dents, devenues douloureuses, se déchaussent et s'ébranlent.

La durée de la gingivite fongueuse, plus longue que celle des formes déjà étudiées, peut encore être prolongée par un mauvais état général. Lorsque nous parlerons du traitement, il sera donc important de nous occuper, en même temps que des moyens locaux appropriés, des indications relatives aux conditions générales ou diathésiques des malades.

L'observation suivante, d'une malade que nous avons pu suivre jusqu'à sa guérison presque entière, est un bon exemple de gingivite fongueuse.

OBSERVATION

GINGIVITE FONGUEUSE

Au mois d'avril 1884, j'eus à donner des soins à une nommée Louise P., rentière. Elle se plaignait particulièrement d'une petite molaire inférieure atteinte de périostite chronique avec fistule. Sans doute la dent lui faisait mal, mais les douleurs de bouche qu'elle éprouvait étaient évidemment provoquées par l'état de ses gencives. En effet, interrogée dans cet ordre d'idées, cette femme raconta que le tartre se formait rapidement dans sa bouche, qu'il avait envahi peu à peu toutes ses dents, que, dans les premiers temps, elle le retirait à l'aide de ses ciseaux, et qu'ayant cessé tous soins, elle avait vu ses gencives s'enflammer, puis se gonfler, et enfin atteindre peu à peu le triste état dans laquelle nous la trouvons.

Les gencives sont épaissies et durcies. De place en place, il existe des bourgeons charnus ressemblant à ces plaies de mauvaise nature. Elles sont décolorées, blafardes, présentant une teinte violacée. Le gonflement est tel, que les dents paraissent petites. Du reste, on a peine à les voir, incrustées de tartre d'une part et recouvertes par les excroissances gingivales.

Tout d'abord, nous pansons la dent malade. Puis nous commençons à traiter les gencives. Traitement qui durera trois mois sans amener une guérison complète.

A l'aide d'un galvano-cautère, nous brûlons profondément les gencives de la mâchoire supérieure et de la mâchoire inférieure, faisant ainsi disparaître les excroissances et les languettes interdentaires. Pendant quatre ou cinq jours, la cliente se gargarise avec une solution astringente. Nouvelle cautérisation et application d'iode le 20 avril. La cuisson est assez violente. Dès que les eschares sont tombées, les gencives semblent reprendre un peu de vie. La femme craignant la douleur de la cautérisation, nous scarifions et appliquons à nouveau de l'iode. Pendant quelque temps, la malade se met régulièrement de la teinture d'iode sur les gencives. Mais le résultat obtenu n'est pas satisfaisant.

Le 2 mai, nous changeons notre traitement. A l'aide d'un petit morceau de bois, nous badigeonnons les gencives avec une solution concentrée de chlorure de zinc. La cuisson est très vive. Mais dès la deuxième application, l'aspect des gencives est tellement modifié, que nous persévérons dans ce mode de traitement. Les premières applications furent douloureuses. Peu à peu, elles le furent moins, puis plus du tout. C'est-à-dire que le médicament, d'abord efficace, n'agissait plus. A nouveau, et avec le consentement de la patiente, qui, il faut l'avouer, eut beaucoup de ténacité et d'énergie, nous brûlons avec le galvano-cautère et essayons d'un gargarisme émollient. Toutes les quarante-huit heures, nous brûlons très légèrement les surfaces gingivales et continuons le gargarisme.

Pendant un mois, nous fûmes très content de ce traitement. Le gonflement diminua de moitié; mais, arrivé à ce point, le mal resta stationnaire.

Alors nous essayâmes d'une solution de coaltar saponifié, remède qui nous avait été recommandé.

Pendant une semaine, la femme suivit ce traitement sans résultat. Le coaltar brûlait fortement la langue, mais n'agissait pas sur les gencives.

Alors, pendant quinze jours, je cessai tout traitement; puis, après ce temps, je recommençai de nouvelles cautérisations galvaniques. Le mieux fut très appréciable. La malade fut tellement satisfaite, qu'un moment elle crut la guérison absolue. En effet, les bourgeons n'existaient plus, les gencives prirent une teinte rosée. Néanmoins nous conseillâmes de continuer les gargarismes. La femme s'empressa de n'en rien faire. Aussi, trois semaines plus tard, revenait-elle avec une nouvelle poussée. Inutile de raconter les hauts et les bas qui se succédèrent, nous nous contenterons de dire qu'à un certain moment les gencives restèrent stationnaires.

Elles étaient certes bien mieux qu'au commencement, mais ce n'était pas une guérison absolue. Il restait toujours un peu de gonflement généralisé. La teinte était meilleure.

Nous devons revoir la malade au mois de janvier prochain, et nous avons tout lieu de penser qu'avec les soins hygiéniques que nous avons recommandés, nous retrouverons la bouche en excellent état.

(La malade, que nous avons revue, était en effet parfaitement guérie.)

GINGIVITE ET STOMATITE ULCÉRO-MEMBRANEUSE

La gingivite ulcéro-membraneuse n'est, suivant l'expression de M. Magitot, à proprement parler, qu'un *accident muqueux avec altération*, qui se rattache soit à l'évolution de la dernière molaire, soit à l'accumulation du tartre à la base des dents.

La maladie est le plus souvent unilatérale, localisée ; elle se généralise rarement, et si, dans certains cas, comme dans l'observation que nous rapportons plus loin, elle s'étend à la muqueuse buccale tout entière, c'est sous l'influence de causes irritantes spéciales, telles que négligence, traitement mal dirigé, etc.

La stomatite ulcéreuse est caractérisée par des ulcérations à fond plat et taillé à pic, recouvertes de matière pultacée grisâtre ou noirâtre, s'il y a un peu de sang épanché. Les bords sont violacés, saignants. Dans cette forme de gingivite, les dents se déchaussent aussi, et l'ulcération, développée d'abord sur les gencives, se propage à la partie correspondante des lèvres ou des joues.

Le malade éprouve une sensation de cuisson dans la bouche ; la salivation est abondante, la mastication pénible. L'haleine devient fétide.

Sous l'influence d'un traitement convenable, l'ulcération se déterge et se cicatrise assez rapidement ; si on la néglige, elle peut passer à l'état chronique et durer plusieurs semaines.

OBSERVATION

STOMATITE D'ORIGINE TARTRIQUE ULCÉRO-MEMBRANEUSE

Le nommé Paul L... se présente à nous le 20 avril dernier, se plaignant de souffrir horriblement de la bouche.

Il nous raconte que fréquemment il éprouve une sorte de chaleur, de cuisson violente dans toute la muqueuse buccale, qui se passe au bout d'une huitaine de jours environ ; mais il n'attachait aucune importance à ces malaises.

Cependant l'irritation dont il souffre aujourd'hui est tellement intense, qu'il se décide à venir consulter un médecin.

Le 10 avril 1884, il éprouva, dit-il, une inflammation dans toute la bouche, plus forte que de coutume ; il n'y fit pas plus attention que d'habitude et, en guise de remède, il avala un verre d'eau-de-vie, soi-disant pour brûler.

Il se brûla si bien, que le lendemain il avait toute la figure enflée. Il alla néanmoins à son travail, mais revint le soir si malade, qu'il se coucha sans dîner.

Le 12, il éprouva de la fièvre ; la douleur se cantonna

plus particulièrement à droite ; il put à peine ouvrir et fermer la bouche. L'alimentation devint difficile, car tout .e brûlait si fort, qu'il préférait ne pas manger.

Impossibilité pendant quatre ou cinq jours de travailler ; il reste couché et attend que la première inflammation tombe d'elle-même.

Le 20, nous l'examinons avec soin — notre malade est un homme d'environ trente-cinq ans, robuste journalier, et d'une bonne santé habituelle. Nous avons toutes les peines du monde à l'examiner, car il a de la contracture de la mâchoire. A l'aide de deux palettes en bois que nous introduisons entre les dents, et d'une sorte de coin également en bois, que nous forçons entre les deux palettes, nous arrivons à donner un peu de jeu à l'articulation. Il est pour ainsi dire impossible de faire un examen complet. Nous constatons une grande quantité de tartre sur les dents de devant, — les seules du reste que nous pouvons apercevoir. De plus, le malade a une fétidité insupportable de la bouche. — Nous nous contentons de lui formuler un gargarisme avec de l'acide borique, et lui disons de revenir quarante-huit heures après.

Quand nous le revoyons, la contracture est beaucoup moins forte, le malade ayant lui-même forcé un peu sa mâchoire. La fétidité est toujours excessive. De plus, nous constatons au fond de la bouche, sur la joue, au niveau de la première et de la deuxième grosse molaire, du côté droit, une série de plaques ulcéro-membraneuses qui font d'autant plus souffrir le malade, qu'à la suite du gonflement de toute la région il se mord constamment la joue.

La quantité de tartre qui entoure les dents est énorme ; on ne distingue plus de dents ; elles sont complètement recouvertes. Les gencives sont tuméfiées et saignent facilement. Le collet des dents disparaît sous le tartre.

Immédiatement, à l'aide d'un instrument, nous retirons·
les plus gros morceaux de tartre, et nous confions l'instrument au malade pour que lui-même, devant une glace, retire ces dépôts calcaires. Nous continuons l'acide borique et
conseillons à cet homme de mettre un morceau de guimauve,
préalablement ramolli dans de l'eau chaude, dans sa bouche,
le soir en se couchant, afin de faire tomber la douleur in-
hérente à la violente inflammation.

Quelques jours après, Paul L... vient nous voir. Il est
dans un bien meilleur état; il a repris son travail et retrouvé
le sommeil, qu'il avait perdu en partie depuis le commencement de son affection. La fétidité est encore grande, il est
vrai, et la douleur n'a pas complètement disparu, mais
l'inflammation est moindre, et le malade se trouve beaucoup mieux. Il a retiré lui-même tout le tartre qu'il avait
dans la bouche avec un soin tout à fait digne d'éloges. Nous
le prions de revenir une quinzaine plus tard; mais auparavant nous prenons une petite note sur ce cas et lui remet-
tons une ordonnance pour qu'il puisse se soigner un certain
temps lui-même, sans avoir besoin de revenir sans cesse
nous voir.

Sans doute le mal s'amenda complètement, car le malade
ne vint pas nous voir à l'époque indiquée; même nous n'y
pensions déjà plus, quand, le 2 juillet, il vint nous visiter
pour nous remettre l'instrument prêté. Il nous remercia et
nous montra une bouche en parfait état.

Il ne manque pas chaque jour de bien brosser ses dents
et de se gargariser la bouche. Depuis, il n'a jamais éprouvé
les cuissons qui le faisaient tant souffrir autrefois. Les dents,
qui étaient légèrement ébranlées, se sont raffermies, et sa
bouche ne présente plus la moindre trace inflammatoire.

Cette observation nous a paru intéressante au point de
vue qui nous occupe, c'est-à-dire au point de vue du tartre,

comme cause initiale de la maladie. Dans le cas présent, voici un homme qui ne prenait pas le moindre soin de sa bouche ; le tartre s'était déposé en couches épaisses, et jamais il ne songeait à l'enlever. Or, de temps en temps, un morceau de tartre un peu volumineux se détachait, laissant au niveau de la cassure des arêtes vives ; ces arêtes écorchaient la bouche, et l'inflammation qui s'ensuivait explique l'irritation dont se plaignait cet homme. La fréquence de cette sorte de lésion a fini par irriter la bouche à un tel point, qu'un jour, à la suite de la brûlure occasionnée par l'alcool sur la plaie et des morsures consécutives, cet individu s'est trouvé dans l'état que nous venons de décrire. Une fois le tartre parti, et à l'aide de quelques soins hygiéniques, tout est rentré dans l'ordre, et si cet homme continue à s'entretenir la bouche, il y a tout lieu de penser qu'il est à tout jamais débarrassé.

*
* *

Enfin il est une affection dont le point de départ semble être le tartre dentaire. Nous voulons parler des *calculs salivaires*.

Cette hypothèse a été pour la première fois émise par le professeur Richet, dans des leçons cliniques faites à l'Hôtel-Dieu, et publiées ensuite dans la *France médicale*. Le docteur G. Mareau, dans un travail intéressant et remarqué (*Étude sur les calculs salivaires du canal de Wharton et de la glande sous-maxillaire*, par Gustave Mareau, Paris, 1876) a repris et développé l'idée du chirurgien de l'Hôtel-Dieu. D'après Richet et G. Mareau, des parcelles de tartre, détachées des dents et introduites dans le canal de Wharton, serviraient de noyaux aux calculs. C'est de cette façon que l'on peut expliquer la formation des calculs dans beaucoup de cas où l'étiologie est restée complètement inconnue. « Les considérations suivantes, dit G. Mareau, rendent cette hypothèse admissible :

» 1° L'apparition des calculs presque exclusivement chez les hommes adultes, c'est-à-dire chez les individus qui sont le plus exposés, avec les vieillards, à la production du tartre dentaire, et sont ordinairement le moins soucieux de la propreté de leurs dents.

» 2° La fréquence beaucoup plus grande des calculs dans les canaux de Wharton que dans ceux de Stenon, c'est-à-dire dans ceux qui, par leur situation, sont le plus exposés à recevoir ces particules étrangères. »

Les calculs salivaires sont formés surtout de phosphate de chaux, de carbonate de chaux, et de phosphate ammoniaco-magnésien en quantité beaucoup moindre. Ils rappellent donc la composition du tartre.

Le plus souvent le calcul a déjà atteint un certain volume, lorsque le malade s'aperçoit de la présence d'une petite tumeur dure et mobile sur le plancher de la bouche.

Puis, s'établissent des troubles fonctionnels qui sont la gêne de la parole et de la mastication, des accès douloureux venant d'une façon intermittente interrompre cet état de gêne; des accidents congestifs du côté de la glande maxillaire.

La marche de la maladie est ainsi caractérisée par des alternatives de calme et d'exacerbation; la durée en est toujours très longue, et il est même difficile, la plupart du temps, de la déterminer d'une façon précise, le début de l'affection remontant à une époque lointaine.

Les récidives sont fréquentes. Cela tient tantôt à la présence de parcelles calcaires détachées du calcul pendant l'extraction et laissées dans la glande ou le canal, tantôt à l'introduction nouvelle de tartre dentaire, par l'orifice dilaté du conduit ou par la fistule consécutive à l'opération.

Les calculs du canal de Wharton constituent une affection incommode, mais non dangereuse. Elle peut cependant donner lieu à des accidents inflammatoires sérieux.

L'établissement d'une fistule salivaire à la région sous-maxillaire est une complication possible et fâcheuse; une fistule s'ouvrant sur le plancher de la bouche n'offre, au contraire, aucun inconvénient, si ce n'est peut-être celui d'exposer aux récidives, lorsque l'ouverture est assez large (Mareau).

***

Nous venons de passer en revue les accidents pathologiques qui peuvent, sous l'influence du tartre, atteindre les parties molles de la bouche. Mais, si l'on peut observer ainsi les différentes formes de gingivite, si, à la suite de l'état inflammatoire, les dents se déchaussent et tombent, presque toujours l'émail de la dent et son cément se conservent intacts sous les dépôts phosphato-calcaires. Ces dépôts semblent former une enveloppe protectrice contre l'action dés corps qui altèrent ou détruisent l'ivoire et l'émail. Dans ces cas, l'exagération des éléments alcalins de la salive suffit à neutraliser les fermentations et met les dents à l'abri de toute altération. C'est pour cette raison qu'on trouve rarement la carie sur les dents plus ou moins recouvertes de tartre. Voici un exemple que nous prenons au hasard dans nos notes; car les faits de ce genre présentent une réelle fréquence.

OBSERVATION D'UN MALADE AYANT LES DENTS RECOUVERTES
DE TARTRE ET ABSOLUMENT SAINES AU-DESSOUS

A l'École dentaire, en mars 1884, on nous priait de donner des soins de bouche à un homme de cinquante-deux ans, marchand de vins ; à première vue, il semblait que les soins devaient être nombreux et qu'ils devaient durer fort longtemps, car la bouche remplie de tartre exhalait une odeur désagréable et était parsemée de points noirs qui, vraisemblablement, cachaient de nombreuses caries.

Avant d'entreprendre quoi que ce soit, nous engageons notre patient à se laisser retirer tout le tartre qui le gênait. Il parut fort étonné de la proposition, crut très certainement qu'on se moquait de lui, car il était persuadé que le tartre était un dépôt naturel faisant partie de son individu, et qu'il était tout aussi ridicule de vouloir l'enlever que de chercher à faire disparaître les croûtes de gourme sur la tête d'un enfant.

Pendant l'examen que nous fîmes avec notre petit miroir, nous eûmes soin de faire sauter un gros morceau qui recouvrait les incisives supérieures, et lui donnâmes rendez-vous pour un autre jour.

Quel ne fut pas notre étonnement, quand le patient revint avec la bouche parfaitement nettoyée. « C'est que, dit-il, quand je suis rentré chez moi, je fus surpris de revoir mes dents du haut que vous aviez dégagées, c'était un spectacle que je n'avais pas eu depuis longtemps, et fus tellement plus surpris encore de les trouver blanches et bien rangées, que contrairement à l'opinion que j'avais auparavant, je fis comme je vous avais vu faire, et, à l'aide d'un canif, continuai ce que vous aviez commencé. »

Nous ne conseillerons à aucun de nos clients le procédé qu'avait employé cet individu ; car, après s'être retiré les plus gros morceaux de tartre avec son canif, il avait eu l'idée de prendre du sablon pour frotter ses dents afin de les rendre blanches. Certes, c'était là un moyen énergique, mais qui n'avait rien de classique.

Quoi qu'il en soit, notre tâche était abrégée, et nous nous mîmes en devoir de faire les opérations pour lesquelles le patient nous avait été confié ; mais ici nouvelle cause de surprise. Nous nous trouvions en face d'une bouche parfaitement saine. Les points noirs que nous avions constatés étaient dus au tabac, car l'individu fumait énormément. Ces taches de tabac incrustées dans le tartre simulaient à s'y méprendre des caries avancées. En cherchant bien, nous découvrîmes sur la face triturante de la deuxième grosse molaire inférieure droite une très petite carie, qui fut comblée avec de l'or. — Cette carie n'avait aucun rapport avec le tartre — car on sait que le tartre se dépose rarement sur la surface d'une dent quand cette dent ou celles du même côté ne font pas souffrir.

Ainsi donc derrière cette quantité de tartre qui envahissait cette bouche qui donnait mauvaise haleine, les dents étaient restées saines. Et cet exemple cité est fréquent ; tous les jours on peut vérifier le fait. Dans la clientèle civile, les cas de ce genre sont plus rares, parce que le monde d'une certaine classe sociale prend grand soin de l'entretien de sa bouche. Mais dans la clientèle hospitalière, — là où les soins de propreté sont réduits à leur plus simple expression, — on ne sera qu'embarrassé du choix. Le tartre semble alors protéger les dents contre l'action de la salive, mais personne, je l'espère, ne conclura, comme l'individu en question, qu'il faut laisser le tartre dans la bouche comme la gourme sur la tête ; ce serait un triste moyen de prophylaxie contre la carie dentaire.

Pour terminer l'histoire de cet homme, nous ajouterons que l'irritation inévitable que présentaient ses gencives tomba rapidement sous l'influence de la propreté. Il s'en alla ravi du changement opéré, et pour nous témoigner sa reconnaissance il nous pria instamment de bien vouloir soigner son frère.

Ici nous rapporterons comme une curiosité le fait suivant qui nous a été relaté par M. Poinsot, le sympathique professeur à l'École dentaire de Paris.

Il s'agit d'une femme âgée, qui portait un appareil de prothèse à la mâchoire supérieure. Cet appareil était principalement retenu par une grosse molaire fort endommagée, paraît-il.

Il convient de dire qu'on ne pouvait citer cette personne comme un modèle de propreté, car jamais elle ne retirait sa pièce pour la nettoyer.

Il advint un jour que la couronne de la dent cassa. L'appareil aurait dû immédiatement tomber. Pas du tout, il resta en place, un peu chancelant, mais enfin suffisamment d'aplomb. Quelque temps après, il ne bronchait plus. Cette situation se prolongea pendant une période que nous ne saurions préciser, car le fait est déjà un peu ancien.

Mais à un certain moment l'appareil tomba tout d'un bloc. C'est alors que le dentiste constata qu'un immense amas de tartre s'était déposé sur la racine et avait peu à peu remplacé la dent. Il paraît que l'appareil est dans un musée dentaire avec le morceau de tartre toujours soudé à la pièce.

CHAPITRE VI

TRAITEMENT DU TARTRE ET DES DIFFÉRENTES AFFECTIONS
QUI S'Y RATTACHENT

TRAITEMENT DU TARTRE DENTAIRE

La première chose à faire, la première indication à remplir, c'est d'obtenir la propreté absolue de la bouche.

Pour cela, on se sert d'instruments d'acier uniquement destinés à enlever les dépôts phosphato-calcaires, puis de poudres ou d'agents mécaniques qui doivent parfaire le nettoyage des dents.

Loin de nous l'intention de donner des instruments une description minutieuse. Disons seulement qu'il faut les manier avec dextérité, prendre un point d'appui solide et procéder avec douceur. C'est une grande erreur d'enlever d'un coup de gros morceaux de tartre. Il est utile au contraire de détacher par petites parcelles la couche calcaire. On évite ainsi l'ébranlement des dents et le traumatisme des gencives. De plus, il faut prendre soin de ne pas attaquer l'émail. Lorsque les dents sont déchaussées, on prendra des précautions pour ne pas gratter le collet avec trop d'énergie; sans quoi, on entamerait la racine.

Quant au choix des poudres destinées à faire disparaître les traces des dépôts qui se forment snr les dents, il rencontre des avis divers. Les uns — et c'est le plus grand nombre — se servent de pierre ponce finement pulvérisée, les autres d'un mélange de ponce et de blanc d'Espagne, d'autres encore emploient la magnésie.

On peut dire d'une façon générale que ces poudres sont bonnes. L'essentiel est de s'en bien servir. C'est en cela que consistent l'habileté, la douceur de main du praticien. On se sert habituellement d'un morceau de bois blanc taillé en bec de flûte pour frotter les surfaces dentaires, ou encore d'une petite brosse en forme de roue que l'on monte sur un tour de White. Nous répudions absolument l'emploi de la brosse. Celle-ci va plus vite que le morceau de bois, mais elle blesse les gencives, et comme dans cet ouvrage nous envisageons les gencives malades, nous devons absolument bannir ce procédé.

Disons en passant que certaines personnes emploient les acides pour nettoyer les dents. C'est un moyen à rejeter. Si dans quelques cas extrêmement rares on y doit recourir, il faut avoir le soin de mouiller les dents immédiatement avec un linge imbibé d'eau.

Enfin il est des cas où l'on se demande si l'on doit oui ou non respecter le tartre.

Nous connaissons dans notre pratique de ville un homme d'une cinquantaine d'années environ, que sa carrière libérale met à l'abri de toutes causes nocives professionnelles, prenant grand soin de sa bouche et ayant constamment les dents engorgées de tartre. Les dents sont toutes déchaussées et branlantes. Les gencives sont le siège d'une inflammation chronique constante. Bien des fois déjà nous avons retiré le tartre de cette bouche, et avec quelles précautions. Chaque dent est enveloppée comme dans une gaine. Il nous faut la soutenir pendant qu'à l'aide d'un instrument bien affûté nous la dégageons. Quand tout est bien poli, nous espérons qu'avec des soins nous sommes débarrassé du tartre. Nullement; trois mois plus tard nous retrouvons le même état. Nous en sommes à nous demander s'il ne serait pas préférable de laisser le tartre s'accumuler. Il soutient un peu les dents.

En résumé, dans les cas simples de tartre dentaire, le traitement consiste à enlever le tartre, puis à polir les surfaces dentaires.

Si des accidents inflammatoires surviennent du côté des parties molles chez les personnes qui présentent du tartre, il faut, une fois les soins donnés, laisser reposer la bouche. Il y aura tout bénéfice à ne commencer que le lendemain le traitement spécial. C'est alors que le médecin devra saisir les indications qui répondent aux formes diverses des complications.

*
* *

TRAITEMENT DES GINGIVITES

Il est bon, dans les cas aigus, lorsque les douleurs sont vives, d'employer les émollients et les opiacés. C'est ainsi qu'au début on pourra se servir des deux gargarismes suivants :

1. GARGARISME ÉMOLLIENT.

Racine de guimauve	10 grammes.
Figues sèches	5 —
Eau	500 —

Concassez la racine, faites-la bouillir pendant quelques instants et passez la liqueur.

II. Gargarisme calmant.

Têtes de pavots concassées.............. n° 2.
Graine de lin....................... 5 grammes.
Eau bouillante..................... 150 —
Sirop de miel...................... 10 —

F. S. A.

Lorsque les applications topiques deviennent supportables, il devient utile d'instituer un traitement méthodique par les agents astringents. Nous recommanderons particulièrement la formule suivante dans la gingivite aphtheuse :

III. Gargarisme astringent.

Tannin............................... 4 grammes.
Miel rosal........................... 30 —
Eau distillée de laitue................ 200 —

IV. Gargarisme astringent.

Borate de soude..................... 15 grammes.
Décoction de quinquina.............. 300 —
Miel................................ 30 —

L'administration du chlorate de potasse à l'intérieur en potion, au moment des repas et à la dose quotidienne de 2 à 8 grammes a été beaucoup préconisée ; elle est, maintenant encore, d'un usage fréquent. Nous devons reconnaître que nous n'avons obtenu de cette méthode, pourtant classique, que de médiocres résultats.

Il est préférable de réserver le chlorate de potasse pour l'usage externe soit en gargarismes, soit en solution saturée répandue sur une bande de charpie ou d'ouate, et placée dans le vestibule. Dans la *gingivite tartrique* ce procédé réussit bien ; il agit à là fois comme dissolvant du tartre et comme modificateur de la muqueuse.

Magitot préfère l'emploi de la pastille de chlorate, formulée à la dose de $0^{gr},20$ à $0^{gr},25$ sans sucre, mais mélangée à la gomme ou à la poudre de réglisse ; il fait prendre cinq à huit pastilles par jour.

Parmi les caustiques, il en est un que recommande spécialement Magitot, c'est l'*acide chromique*. Cet agent a joui d'une grande efficacité. Mais nous devons avouer que nous ne sommes pas partisan de cette méthode.

Lorsque l'intervention doit être plus rapide et plus énergique, il faut employer la cautérisation par le feu. Le galvano-cautère convient surtout aux formes anciennes, soit chronique, soit fongueuse.

La cautérisation par le fer rouge (thermo-cautère, galvano-cautère) est une opération qui effraye volontiers le patient. Pourtant elle est peu douloureuse. Nous recommandons bien à ceux qui se servent de ce procédé de faire les cautérisations très légères. Immédiatemeut après, il faut laisser un petit linge mouillé sur les surfaces brûlées.

Certains praticiens font également des moucheturés, des scarifications qui font saigner abondamment les gencives, et ensuite les badigeonnent avec de la teinture d'iode ou bien avec du chlorure de zinc.

Il ne faut pas dissimuler que l'application du chlorure de zinc sur une surface enflammée est douloureuse, et le bien que l'on en retire n'est pas à entrer en balance avec la douleur très vive que l'on provoque.

Enfin un traitement véritablement bon pour le décollement des languettes gingivales interdentaires tuméfiées et épaissies, c'est l'excision. A l'aide de bons ciseaux on coupe la languette. Ce procédé n'est presque pas douloureux. Il a été assez employé à une époque et est tombé, bien à tort, en désuétude.

Enfin il faut soigner l'état général. On combattra énergiquement, par les moyens appropriés à l'anémie, les diathèses tuberculeuse, scrofuleuse, rhumatismale et diabétique. Les gargarismes suivants, dans ces cas, peuvent être d'une application utile.

DIATHÈSE SCROFULEUSE.

Teinture de raifort....................	10 grammes.
Espèces amères.......................	2 —
Sirop de miel..........................	30 —
Eau commune..........................	128 —

AUTRE GARGARISME.

Extrait de ratanhia....................	10 grammes.
Eau	300 —
Faites bouillir et ajoutez :	
Sirop de mûres.......................	30 —

Pour nous résumer en quelques mots, nous dirons que le traitement de la gingivite tartrique et des diverses formes qu'elle peut affecter consistera :

1° Dans l'ablation du tartre ;

2° Dans l'emploi des émollients, si les douleurs sont vives, puis des astringents, du chlorate de potasse et de l'acide chromique pour les formes ordinaires ; du galvano-cautère, dans les formes chronique ou fongueuse ;

3° Enfin dans le traitement de l'état général ou diathésique qui peut se lier au développement de la gingivite.

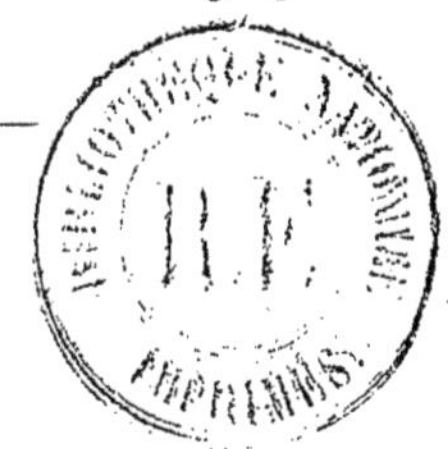

TABLE DES MATIÈRES

BOURLOTON. — Imprimeries réunies, A, rue Mignon, 2, Paris.